DE L'INFLUENCE

DE

LA CHALEUR ATMOSPHÉRIQUE

SUR L'ÉCONOMIE ANIMALE,

ET

DES MOYENS HYGIÉNIQUES ET PRÉSERVATIFS AUXQUELS ON DOIT RECOURIR POUR LA CORRIGER, SUIVIE D'UNE IDÉE GÉNÉRALE DES MALADIES QU'ELLE CAUSE, ET DES REMÈDES PROPRES A LES COMBATTRE.

PAR L.-V. BENECH,

DOCTEUR-MÉDECIN DE LA FACULTÉ DE PARIS.

> Quand nous sommes sourds aux cris de nos instincts, à la voix de la raison et de l'expérience, la nature nous punit ; et la douleur et la mort se pressent autour de nous.

La sécheresse devenue universelle, le degré extrême de la chaleur, sa continuité, l'époque où elle se montre, tout faisant présumer que l'été sera très-chaud, que déjà accablant, il sera plus insupportable encore, qu'il causera de grandes maladies, et qui seront suivies de plus grandes sans doute, j'ai cru dans ces circonstances devoir indiquer l'action de la chaleur sur l'homme, afin de les prévenir, seul motif qui m'a déterminé à publier cet opuscule.

La chaleur, ainsi que le prouve l'expérience, s'élève dans tout l'univers au même *maximum*.

Chez les peuples où elle est constante pour ainsi dire, l'habitude de la supporter, et l'ignorance où l'on vit d'un hiver rigoureux, lui ôte tout caractère funeste ; mais lorsque dans les contrées tempérées, comme celles qu'arrose la Seine, elle est voisine de celle qu'on éprouve au Pérou, au Sénégal, sous la zone torride, et qu'elle se maintient à ce degré, ou que du moins elle reste encore très-forte, elle devient dangereuse par sa continuité. Elle agit avec violence sur le système nerveux, d'où naissent d'abord une sensibilité extrême, bientôt une inertie générale, quelquefois de grandes maladies, et plus tard de plus grands maux, lorsque l'habitude qu'elle avait fait naître est rompue par les premiers aquilons qui viennent comme engourdir une susceptibilité naguère importune.

Son action.

Voilà son action en général ; mais voici comment s'enchaînent tous les phénomènes qu'elle produit. Le calorique stimule directement les exhalans cutanés, les capillaires entrent fortement en action, séparent du sang son véhicule ; cet excitant général s'épaissit, acquiert un caractère trop stimulant et plus ou moins étranger, selon qu'il est dépouillé de sa partie séreuse ; tous les autres capillaires deviennent très-sensibles ; par continuation de tissu, les appareils organiques tombent dans le même état ; tous tendent au repos ; l'haleine devient chaude, la bouche est comme pâteuse, une soif continuelle nous dévore ; les mets qui dans la saison du froid nous charment, ne causent plus que du dégoût ; tous nos sens sont accablés, la lumière incommode, les bruits sont pénibles, la pensée même n'a plus ses charmes enchanteurs, et parfois nous fuyons jusqu'aux plaisirs de l'amour. Voilà son action, et non comme on l'a dit, qu'elle privait l'économie de son *robur physicum*, ou bien qu'elle éparpillait les forces vers l'organe extérieur. Aussi nos instincts, qui ne sont jamais des guides trompeurs, parce qu'ils ne sont que l'expression de la nature elle-même, soupirent alors après un air frais, des ombrages bienfaisans, nous conduisent au sein des fleuves et des rivières, repoussent les vêtemens, cherchent à éteindre la soif dans l'eau pure des fontaines, dans les sucs des fruits acidules, et se peignent dans l'aversion pour les mets succulens, et dans le charme invincible que nous offre le repos. C'est surtout en fuyant son action directe qu'on peut éviter son action terrible. On se placera donc sous des ombrages frais lorsque l'on en aura la possibilité. Soit que les feuilles des arbres soient autant de ventilateurs, soit qu'elles exhalent une vapeur humide qui corrige l'ardeur atmosphérique, soit une autre cause inconnue, il n'est rien au-dessus de leur influence pour tempérer la force du soleil. Au hameau, dans les champs, pour l'homme comme pour les animaux, l'arbre couronné de verdure est un heureux protecteur contre la canicule.

A son défaut, des appartemens un peu dérobés à la lumière, à cause de la grande sensibilité animale, ouverts à plusieurs courans d'air et arrosés avec de l'eau froide, sont très-utiles. L'air en se renouvelant, est plus frais, vaporise le liquide, enlève, par ces deux moyens, le calorique des corps ambians ; l'homme placé au milieu d'eux, éprouve la même influence, et se trouve délivré d'une chaleur incommode. Si on craignait, pour des motifs quelconques, les arrosemens, on placerait, dans leur intérieur, des linges humides ou des vases remplis d'eau, afin d'obtenir les mêmes résultats que ci-dessus. Par ces divers procédés, on imite la nature qui, dans certaines contrées brûlantes, fait tomber, à tout moment, des pluies qui se changent en vapeurs et calment la chaleur atmosphérique. On peut même, en cherchant la santé, produire, en quelque sorte, le printemps autour de soi, si quelques fleurs placées au milieu de ces courans, répandent leur doux parfum dans l'air que nous respirons.

Mais surtout que l'on multiplie ces courans ; ce sont autant de ventilateurs qui nous protègent et nous conservent ; car leur effet n'est pas seulement de vaporiser les liquides placés ou versés dans nos demeures ; mais d'agir de même sur la sueur, d'enlever, par ce résultat, la chaleur animale, d'ajouter à la fraîcheur première qui nous pénètre, et de conserver sur nous une propreté rare. Ce que j'avance est positif. Dans les lieux où l'on ne trouve pas ces avantages aussi simples que réels, la sueur est plus abondante, la peau est comme sale, et la chaleur accablante.

Mais que jamais ils ne soient trop froids, et point de thermomètre pour en reconnaître leur utilité ; ils sont utiles toutes les fois qu'ils imitent l'haleine d'un doux zéphyr, et qu'ils modèrent la transpiration au lieu de l'arrêter. Dans le cas contraire, les humeurs tout-à-coup refoulées vers l'intérieur, augmenteraient trop la force de l'excitant général, lui donneraient un caractère étranger, et tous les capillaires accablés, il surviendrait un trouble universel dans l'économie qui, sous des noms divers, réfléchirait autant de maladies.

Après l'action salutaire de l'air, celle des bains, des lotions, est la plus avantageuse. Ils conviennent dans tous les pays et dans tous les âges, ne fût-ce, comme l'a dit le judicieux Tourtelle, que pour entretenir la propreté, si utile à la santé. *Des bains et des lotions.*

Pendant la température actuelle, les bains doivent être frais. Il est plus salutaire de les prendre dans une rivière, dans une eau courante; non-seulement parce qu'ils font éprouver des frottemens utiles, mais parce que l'eau, comme l'air, en se renouvelant, enlève avec plus de rapidité la chaleur animale; d'où naît une force qu'on n'éprouve jamais en sortant d'une eau stagnante.

On peut les remplacer par des lotions faites avec de l'eau de rivière et à la même température; elles agissent alors de même que les bains que nous venons d'indiquer. On ne saurait trop les conseiller. Dans les pays où l'on transpire et sue presque continuellement, elles sont des actes indispensables de religion. On se place debout ou assis dans une baignoire, et à l'aide d'éponges imbibées d'eau, on fait ruisseler celle-ci sur tout le corps pendant des heures entières.

Mais dans les bains, pendant les lotions, on exercera peu de mouvemens, afin que la sensibilité ne soit pas trop excitée, et que par une erreur on ne détruise pas le bien que l'on opère. Ils exigent tous les deux la même précaution à l'état de la température à laquelle on les indique. On doit s'en abstenir toutes les fois qu'on est trop échauffé et qu'on est en sueur; on doit attendre que les courans d'air aient modéré la calorification et l'exhalation cutanée : autrement on s'exposerait à de graves maladies qui seraient les mêmes que celles occasionées par une température trop froide.

Ils ne sont pas non plus favorables à tout le monde; les pituiteux et les pléthoriques doivent y renoncer, parce que les premiers se trouvent bien de la sueur, et que les autres courent le danger de quelque congestion sanguine, par le refoulement même léger des humeurs.

Des vêtemens. Chez les peuples qui vivent sous un ciel embrasé, les vêtemens ne sont qu'incommodes ; et chez eux l'habitude tient lieu de pudeur. Chez nous, où leur usage est d'une nécessité absolue à cause de la dureté et de l'inconstance du climat, d'où sont nées d'autres raisons qui en commandent l'usage impérieux, on ne peut y renoncer entièrement. Dans cette saison, on doit les choisir dans les étoffes les plus légères. Ceux faits de laine ou de soie sont chauds et retiennent le calorique au dedans du corps. Au contraire, les habits légers de lin, de coton, de fil de chanvre, sont d'excellens conducteurs du calorique et le laissent passer librement du corps à l'atmosphère. Ce sont donc ceux qui conviennent le mieux.

On ne doit pas être non plus indifférent sur la couleur. L'expérience a appris que les matières décolorées s'échauffent moins que celles dont les couleurs sont foncées, et surtout celles rembrunies ou teintes en noir. Si on noircit un miroir ardent à la fumée d'une lampe, il ne réfléchit plus le calorique.

Une autre attention qu'on doit avoir, c'est que dans cette saison, les vêtemens ne soient pas trop serrés, autrement, on mettrait un obstacle à la circulation du sang. On voit tous les jours des vertiges, des apoplexies, mais plus fréquemment des oppressions et des hémoptysies, être l'effet de la compression produite par des cravates, et surtout par des corps de baleine. Ces dernières maladies sont dans ce moment-ci des plus communes chez les femmes, à cause de la mode qu'elles suivent. Par l'influence de cette dernière, les poumons déjà malades, ne cessant d'être accablés, s'altèrent à la longue, et finissent, après s'être délivrés pendant quelque temps, par des hémorragies, de la cause morbifique, par succomber à des phthisies. Ces affections sont des plus fréquentes, et pour briller un instant, ce désir ou plutôt cette passion de plaire, chez les femmes, creuse rapidement des tombeaux.

Des alimens.

Dans, les contrées méridionales, chez les hommes, la sobriété n'est peut-être pas une vertu ; le soleil semble leur tenir lieu d'alimens, et il en est de même dans ces contrées, pendant une chaleur brûlante ; celui qui alors est vorace, a les sens dépravés. L'économie trop excitée, trop sensible par l'influence du calorique et d'un sang échauffé et trop épaissi, porte ses désirs sur les fruits, les laitages et les viandes blanches.

Des fruits.

Tous les fruits mucilagineux et sucrés nous plaisent aussi-bien que les acides. De là naissent nos goûts pour les figues, les melons, les abricots, comme pour les pêches, les cerises, les groseilles, etc. Cependant on ne doit pas trop en user, l'expérience le prouve, non par les qualités qu'on leur attribue ; mais bien parce que la fraîcheur qu'ils contiennent arrête les sécrétions muqueuses, d'où naissent, comme à la suite des boissons froides, les mêmes désordres que j'expliquerai bientôt.

Du lait.

Le lait, premier aliment de l'homme et de la plupart des animaux, est salutaire ; il calme la sensibilité, ajoute à la sérosité du sang, pendant qu'il lui communique des parties nutritives, porte sur tout l'organisme une influence salutaire, corrige l'âcreté des humeurs, et fait nos délices pendant la canicule, aussi-bien que celles de divers animaux qui le recherchent alors avec une avidité incroyable.

Comme les fruits, il a aussi ses inconvéniens ; parce que, comme eux, il produit les mêmes effets ; et ni l'un ni les autres ne conviennent aux personnes pituiteuses ou lymphatiques, à cause de la nécessité, chez elles, de l'influence du calorique ; et celles dont les sécrétions s'arrêtent facilement, doivent la corriger avec une infusion aromatique, telle que celle du thé ou du café.

Quant aux viandes, celles qui sont gélatineuses, comme celles des jeunes animaux, tels que le poulet, le pigeon, la caille, la perdrix, le faisan ; et parmi les quadrupèdes, celles du chevreuil, du levraut, du veau, du lapin domestique, aussi-bien que les poissons, sont des viandes faciles à digérer. Elles sont en rapport avec la sensibilité organique des voies digestives, et donnent un sang qui répare les forces sans trop exciter. *Des viandes.*

Cependant, pour contrebalancer l'énergie du stimulant extérieur et corriger l'action trop peu excitante de ces alimens, on doit leur donner un assaisonnement qui réveille l'énergie des viscères digestifs, et par leur absorption, celle de toute l'économie. Mais on ne doit jamais ajouter trop d'épices ; alors on les priverait de leurs qualités bienfaisantes ; et au lieu de modérer l'action de la chaleur on augmenterait ses mauvais effets.

Les boissons destinées à corriger les excès des excitans naturels, ou ceux que fait naître le plaisir de la table, doivent fixer surtout notre attention. Par les surfaces qu'elles humectent, non-seulement elles agissent comme les bains, les lotions ; mais par l'absorption, elles rendent le sang moins excitant et moins épais, calment la sensibilité, et en reparaissant au dehors, sous le caractère de sueur, *Des boissons.*

elles contribuent à diminuer l'action du calorique : car telle est la marche de la nature,
que chacune de ses actions a des avantages
différens, son plan étant toujours de multiplier les effets, sans multiplier les agens.

Parmi les boissons qui produisent ces effets,
l'eau pure et fraîche humecte et rafraîchit mieux
qu'aucune autre dans les temps ordinaires ;
mais trop froide ou en trop grande quantité,
elle nuit. Pour en corriger les effets, on doit
la mêler avec une faible quantité de spiritueux, tel que le rhum, l'eau-de-vie, le bon
vin ; ou bien avec les sucs des groseilles, des
fraises, des framboises, surtout des fraises.
Par le premier mélange, on corrige sa fraîcheur, et dans le second, le mucilage qu'elle
reçoit rend son action moins vive, et le goût
acide que ce suc lui communique, ajoute au
plaisir qu'il procure, celui de désaltérer sous
un moindre volume. A l'aide de ces fruits et
du citron, de l'orange et d'autres encore, on
peut varier ces boissons ; et toujours avec une
facilité étonnante, quand on se sert des sirops
composés avec ces sucs. Une boisson qui plaît
beaucoup, c'est celle que l'on forme avec le
suc de fraise, le suc de limon, et de l'eau
mêlés ensemble en quantité égale, avec un
peu de sucre ; elle porte le nom de *bavaroise à la grecque*. La limonade sèche de Fascio
est aussi très-agréable. On la compose ainsi
qu'il suit : Prenez oxalade acidule de potasse,
trois gros ; sucre en poudre, une livre ; huile
essentielle d'écorce de citrons, huit gouttes ;
on fait dissoudre une once de ce mucilage dans

une livre d'eau, que l'on boit à l'état froid.

On serait dans l'erreur, si l'on croyait que l'on doive en user constamment ; elles ne sont utiles que hors des repas. Dans le cas contraire, elles nuiraient à la digestion. Pendant cette dernière, l'eau rougie avec du vin est nécessaire. Si la faiblesse était considérable et la chaleur intense, on ne devrait pas même craindre alors d'user de quelques verres d'un vin généreux, selon la coutume des habitans des contrées méridionales. Par cette liqueur, la sensibilité intérieure mise en jeu, contrebalance l'action extérieure du calorique, et agit alors comme les épices ; et c'est peut-être pour cela que les végétaux qui produisent ces stimulans et ces liqueurs, naissent dans les contrées où brille un soleil trop ardent, comme si la nature avait voulu placer le remède là où était le mal.

Mais les fruits, le lait, les viandes, les alimens, quels qu'ils soient, aussi-bien que les boissons dans quelle espèce qu'on les considère, ne doivent jamais être pris à la température de la glace ; ils causeraient de grands ravages. Dans le Tyrol, que d'individus morts pour avoir mangé d'un melon qui a séjourné dans de l'eau très-froide ! chez nous, que d'exemples funestes tous les jours de l'usage des glaces ! et si l'on cite un roi de France mort après avoir pris une bavaroise, il est à remarquer que les eaux, les limonades froides, causent encore de plus grands maux. Ce sont elles qui détruisent des armées par les fièvres et les dyssenteries, ainsi que les habitans des montagnes et les artisans. J'ai vu un homme tomber dans le délire immédiatement après avoir bu deux grands verres d'eau froide, et ne retrouver la santé, cinq heures après, que dans une grande saignée : et ces phénomènes n'ont rien d'extraordinaire, quand on pense que l'effet du froid peut suspendre toutes les sécrétions muqueuses des viscères de la digestion, et causer tout-à-coup une grande excitation de tous les capillaires.

De l'exercice.

L'exercice, créé pour mettre en action les organes, aider à la décomposition des fluides et à la recomposition de l'économie, remplacé par le soleil, est nuisible s'il est violent. C'est peut-être même pour cette raison que dans les pays brûlés par la chaleur atmosphérique, l'oisiveté est presque une vertu, puisqu'elle tend à la conservation de l'individu : mais s'il est, à l'époque actuelle, un appareil organique qui doive rester dans l'inertie, c'est celui des facultés intellectuelles. Le cerveau accablé par les impressions qui sont toujours plus vives pendant la chaleur, en appelant le sang vers la tête par les efforts de la méditation, s'exposerait alors à de grands dangers. Si l'hiver engourdit, il n'accable pas l'intelligence ; mais la canicule a le triste privilége de forcer l'homme d'esprit à se trouver pour un moment au niveau de l'homme borné.

A ces moyens, on fera bien d'ajouter quelques préservatifs. Comme les pores sont très-ouverts ; que l'absorption se fait avec facilité ; que tous les corps délétères, tous les miasmes, ont alors beaucoup de force, on répandra sur les vêtemens quelques spiritueux, et on en lavera les mains et la figure en les mêlant avec de l'eau pure. Ces corps, en se vaporisant, neutralisent l'action funeste des miasmes si fréquens, en même temps qu'ils causent une fraîcheur agréable. L'eau de Cologne, le vinaigre des quatre-voleurs, etc., sont ceux qu'indique l'expérience.

On aura la précaution de se munir de quelques spiritueux, afin d'avoir sous la main des secours efficaces. De tous ceux qu'on peut mettre en usage, le sel de vinaigre doit alors être préféré.

En suivant ces préceptes, en écoutant nos instincts, en satisfaisant à nos besoins réels, on conserve la santé; partout le plaisir nous accompagne, parce que la sensibilité n'est pas trop stimulée; que le sang n'est pas trop dépouillé de sa sérosité, qu'il n'est pas un trop dangereux excitant, que les forces des organes se réparent avec promptitude, et que nous sommes à même, par ce bienfait, de passer de cette saison ainsi bravée, à celle qui la remplace, et qui est mille fois plus dangereuse.

Si l'on néglige ces précautions, la sensibilité trop excitée par l'action directe du calorique, on éprouve des affections nerveuses qui peuvent acquérir un degré de force très-dangereux. Il n'est pas rare de voir des personnes, des animaux frappés tout-à-coup de mort par les rayons du soleil, surtout lorsque l'on accuse déjà un malaise général. J'ai vu deux enfans

Des maladies qu'elle cause.

malades, qu'une mère exposa au soleil dans l'espoir de les soulager, mourir en trois heures de temps. Les feux de cet astre, destinés à animer la nature, sont les destructeurs les plus rapides que l'on connaisse lorsqu'ils agissent avec violence sur les êtres organisés; les végétaux les moins susceptibles ne leur opposent même souvent qu'une résistance vaine. Son action n'est pas toujours la même, souvent par elle le sang ayant trop de volume, devenu trop stimulant est cause que les capillaires à fluide rouge sont trop sur-excités, qu'ils résistent moins dans quelque point de leur étendue, et qu'on voit paraître alors les étourdissemens, les vertiges, les apoplexies, les oppressions, la toux, les hémorragies de toutes espèces, etc.

Voilà une partie des dangers que nous courons pendant la chaleur. Quand nous sommes sourds aux cris de nos instincts, à la voix de la raison et de l'expérience, la nature nous punit, et la douleur et la mort se pressent autour de nous. Mais le mal est à son comble si tout-à-coup l'été et ses zéphyrs cèdent leur empire à l'hiver et à ses aquilons. Alors l'habitude d'être excités suspendue rapidement, et les humeurs refoulées vers l'intérieur; les capillaires à fluide rouge trop engorgés, suspendent ou diminuent leurs fonctions, tous les autres capillaires et les appareils organiques les imitent, et dès ce moment paraissent les fièvres et les épidémies, qui attaquent tous les âges, tous les sexes, et dévastent des contrées entières. L'observation atteste que c'est dans l'automne ou vers le commencement de l'hiver

que l'on voit régner les affections morbifiques
les plus meurtrières.

Nous avons indiqué les moyens de prévenir
ces maux, et nous terminerons par une idée
générale des remèdes qu'on doit leur opposer.
Ces remèdes varient selon les maladies qui
naissent pendant la chaleur et après sa dispa-
rition.

Dans les premières, comme c'est un excès
de calorique qui cause le mal, dans le cas où
l'on est subitement accablé, on doit aussitôt
asperger la figure, les bras, les mains et les
membres extérieurs avec de l'eau fraîche, et ex-
poser le malade à des courans d'air frais, afin
d'ajouter à l'action du liquide et d'augmenter
la force de ce dernier, en le vaporisant. On
lui prescrira aussi quelques petits verres d'eau
fraîche qui à l'intérieur en diminuant la chaleur
produiront un heureux effet. Le malade, re-
trouvant ses forces, on aura soin de cesser
l'emploi de ces moyens curatifs, qui trop pro-
longés arrêteraient les humeurs et causeraient
de grandes maladies.

S'il est survenu des congestions sanguines,
on débutera par des saignées qui seront suivies des moyens ci-dessus indiqués, et que
l'on continuera jusqu'à ce que la masse du calorique soit fortement diminuée, pour les cesser et revenir à ceux que la médecine indique
selon les cas qui se présentent, en ayant soin
toujours de placer le malade de manière que
la région où la congestion de sang existe, se
trouve sur un plan horizontal.

Dans les secondes, comme c'est le froid qui

suspend les fonctions, alors calculant l'irrita-
bilité qui précède le mal, appréciant la cause
qui le fait naître, celle qui l'entretient, d'abord
on aura soin de placer le malade dans une
douce température, de soustraire, autant que
possible, tous les sens à leurs excitans, de diminuer ensuite la masse sanguine, et de la
modifier par des boissons douces et antiphlo-
gistiques, telles que la décoction de chiendent,
l'infusion de violettes légèrement sucrées, etc.;
et de continuer ainsi jusqu'à ce que le calme
commence à se rétablir, pour passer aux stimulans que la physiologie recommande d'abord
avec l'expérience, et plus tard à la réparation
des forces. Mais si on ajoute pour ces corps
froids aux premières causes, si on prodigue la
saignée, si on néglige les stimulans ou si l'on
en abuse, on conduit les malades au tombeau.

Voilà pourquoi la médecine des Broussais,
des Rasori est alors meurtrière, et qu'il n'a
fallu que peu de temps pour faire justice de
ces systèmes funestes.

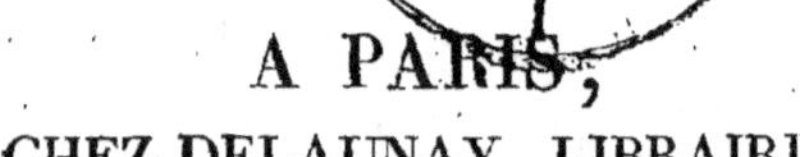

A PARIS,

CHEZ DELAUNAY, LIBRAIRE,

AU PALAIS-ROYAL;

ET BÉCHET, PLACE DE L'ÉCOLE DE MÉDECINE.

DE L'IMPRIMERIE DE MOREAU, RUE MONTMARTRE, N. 39.

www.ingramcontent.com/pod-product-compliance
Lightning Source LLC
LaVergne TN
LVHW010055060726
842524LV00006B/2219